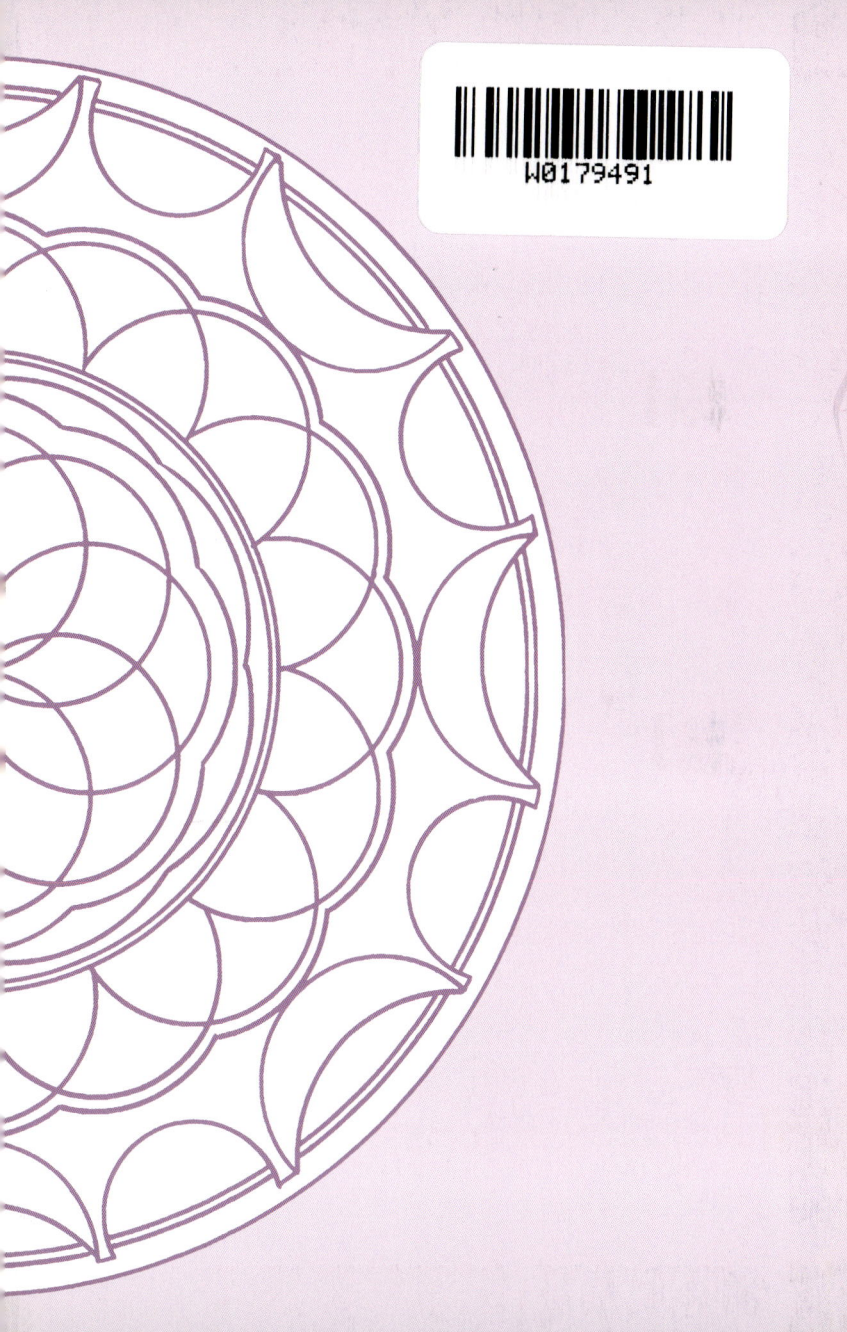

Dorothea Neumayr
Das **Fasten-ABC**

Dorothea Neumayr

Das **Fasten-ABC**

Alles, was Sie beim **Selbstfasten**
wissen müssen

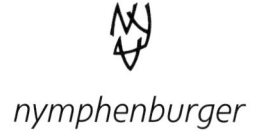

nymphenburger

Die in diesem Buch vorgestellten Maßnahmen und Anwendungen sind von der Autorin und dem Verlag sorgfältig geprüft und haben sich in der Praxis bewährt. Dennoch kann keine Garantie für das Ergebnis übernommen werden. Bei Beschwerden ist ein Arzt oder Heilpraktiker zu konsultieren. Der Verlag und die Autorin schließen jegliche Haftung für Gesundheits- sowie Personenschäden aus.

© 2009 nymphenburger in der
F.A. Herbig Verlagsbuchhandlung GmbH, München
Alle Rechte vorbehalten.
Umschlaggestaltung: Wolfgang Heinzel
Umschlagmotiv: art balu, Zollikofen
Fotos: Roland Vorlaufer
Vorsatz: Das Mandala stammt aus „Mandalas der Welt"
von Ruediger Dahlke (Hugendubel 2006).
Satz: Walter Typografie & Grafik GmbH, Würzburg
Gesetzt aus 10/14 Optima
Druck und Binden: Offizin Andersen Nexö, Leipzig
Printed in Germany
ISBN 978-3-485-01176-1

www.nymphenburger-verlag.de

Inhalt

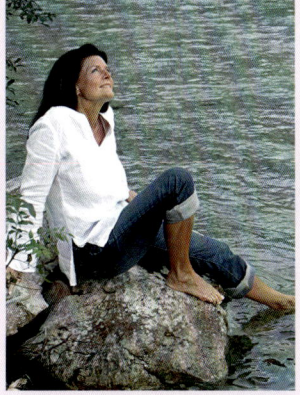

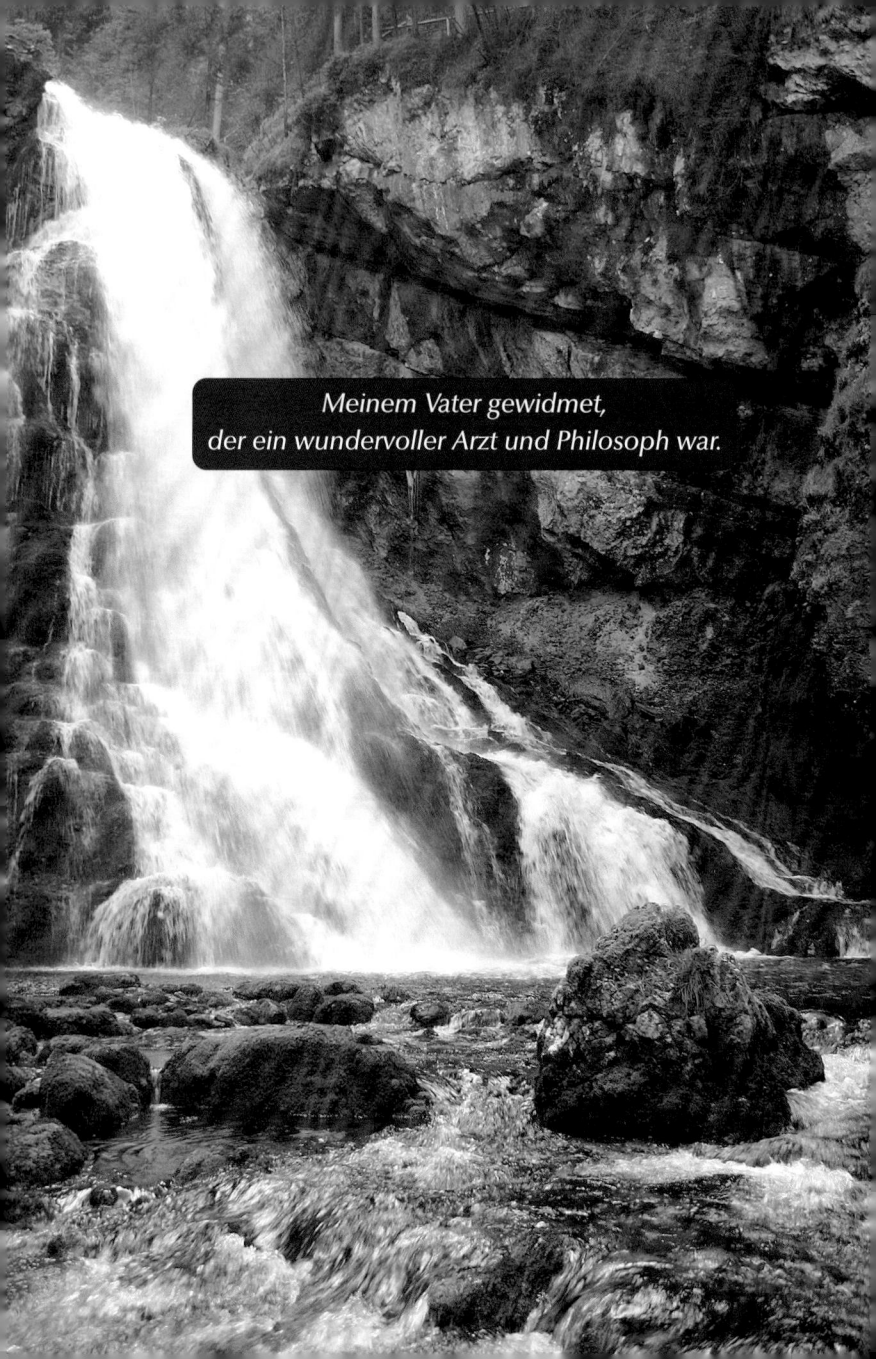

Meinem Vater gewidmet,
der ein wundervoller Arzt und Philosoph war.

Vorwort

Fasten ist für mich persönlich in den letzten dreißig Jahren zu einer nicht wegzudenkenden Ergänzung meines Lebens geworden. Eine der engagiertesten Schülerinnen in meinen diesbezüglichen Ausbildungen war sicher Dorothea Neumayr. Sie hat bei mir nicht nur die Fastenberater-Ausbildung absolviert, sondern auch das gesamte Training in Archetypischer Medizin wie auch die Erweiterungen in Richtung Bilder- und Wassertherapie und bezüglich des verbundenen Atems. All das verleiht ihr einen umfassenden Überblick über die mit dem Fastengeschehen eng verbundenen inneren Seelenbilder-Welten und die Wirkung des Atems. Vor allem aber ist es wohl die Erfahrung, die **Fasten bietet** ihr dazu verhilft, die Breite und Tiefe des Fastens zu **viele Chancen** ermessen und jene ihm innewohnenden Chancen darzustellen, die gerade das moderne hektische Leben so wundervoll ergänzen und verändern können.

Auch wenn in der Kürze dieses Fasten-ABCs ein gewisser Schwerpunkt natürlich auf den notwendigen körperlichen Maßnahmen liegt, ist es der Autorin doch gelungen, aufzuzeigen, dass beim Fasten nicht nur Rock und Hose, sondern auch das Bewusstsein weiter werden sollte. Nicht zufällig ist Fasten sowohl in der christlichen Tradition wie auch in der buddhistischen und islamischen fest verankert. Moses fastete vierzig Tage, bevor er die Zehn Gebote empfing, ebenso Johannes vor Beginn seiner Tauftätigkeit, aber auch Christus ging in die Wüste, ehe er zu lehren begann. Mohammed sagt, Beten führt auf halbem Weg zu Gott, Fasten aber bringt an die Schwelle des Himmels.

Die Entschlackung des Körpers geschieht selbst bei einer Nulldiät, die Reinigung der Seele aber nur bei bewusstem Fasten, von der Klärung des Geistes ganz zu schweigen. Die Schulmedizin interessiert sich fast nur für den Körper und manche Mediziner haben selbst da noch Probleme, Schlacken zu erkennen. Damit meinen wir Fastentherapeuten die Kalkansammlungen in den Gefäßen, die Versteinerungen in Nierenbecken, Gallen- und normaler Blase, aber auch im Darm als Kotsteine und zwischen **Fasten löst** den Zähnen. Dass Fasten all diese tendenziell auf- **Schlacken** löst, wird ihm von manchen Schulmedizinern sogar noch angekreidet, etwa wenn es verantwortlich gemacht wird, Gallen- oder Nierenkoliken zu verursachen. In Wahrheit zerfallen beim Fasten die entsprechenden Steine und passen dann manchmal, deutlich verkleinert, wieder in die entsprechenden Ausführungsgänge, wo sie selten tatsächlich Koliken auslösen können. Ähnlich ist es mit der Harnsäure, die während des Fastens ansteigt, weil der Organismus versucht, in dieser Reinigungszeit so viel wie möglich davon loszuwerden. Und natürlich muss er sie dazu erst im Gewebe mobilisieren und über das

Blut entsorgen, wo es Schulmediziner dann messen und miss-
interpretieren.

Mir ist in den dreißig Jahren meiner vor allem psychotherapeu-
tischen Praxis keine Methode neben dem Fasten **Psycho-**
untergekommen, die in auch nur vergleichbarer **therapie und**
Weise die Psychotherapie unterstützt und teilweise **Fasten ergän-**
selbst zu einer wird. Im Heil-Kunde-Zentrum in **zen sich gut**
Johanniskirchen verbinden wir beide Verfahren seit Jahrzehnten
mit großem Erfolg. Wer seine Schattenwelten durchlichten will,
kommt dabei viel leichter voran, wenn er zugleich die Unterwelt
des Körpers, den Dickdarm, reinigt, wie es bei bewusstem Fasten geschieht.

Die vielleicht eindrucksvollsten Ergebnisse aber beziehen sich
auf die Klärung des Geistes. Einzelne Fastenwochen können un-
glaubliche Veränderungen bewirken, die sich dem logischen
Verstehen entziehen.

Ich bin sicher, dass dieses kleine Buch zu großen Veränderungen
in Ihrem Leben führen kann und dass Dorothea Neumayr die
richtige Therapeutin ist, diesen ebenso einfachen wie genialen
Weg zu weisen.

Ruediger Dahlke

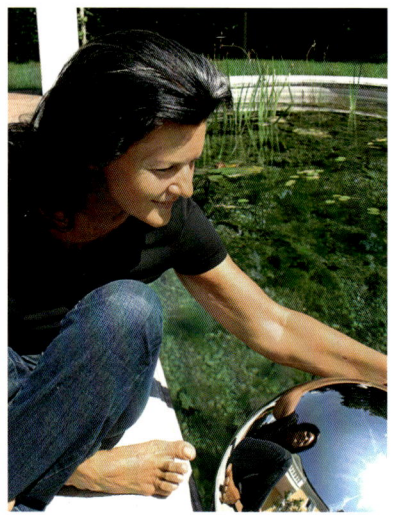

Die Fastenzeiten sind Teil meines Wesens.
Ich kann auf sie ebenso wenig verzichten wie auf
meine Augen. Was die Augen für die äußere Welt sind,
das ist das Fasten für die innere.
Mahatma Gandhi

Der Weg des Fastens

Seit Jahrtausenden dient das Fasten in vielen Religionen der rituellen Reinigung von Körper und Seele. In fast allen Kulturen wurde früher zu diesem Zweck gefastet. Gleichzeitig war es eine Übung, um die emotionalen und geistigen Fähigkeiten zu stärken. Gefastet wurde aber auch aus gesundheitlichen Gründen, da Heilkundige immer schon um die positive Wirkung gründlicher Reinigungskuren wussten.

Heute ist Fasten gleichsam eine Gegenbewegung zu Luxus und Völlerei. Freiwilliger Verzicht und Eigenverantwortung für die Gesundheit sind geradezu en vogue, Fastenkuren werden nicht mehr nur in Klöstern, sondern auch in Wellnesstempeln und Fitnessstudios angeboten. Oft werden diese allerdings zum Abnehmen empfohlen, was auf Dauer nicht funktio- **Fasten ist** niert. Fasten ist keine Nulldiät, sondern ein Einstieg **keine Nulldiät** in eine neue und bewusstere Lebensweise mit richtiger Ernährung und regelmäßiger Bewegung. Es bietet eine Chance, loszulassen und sich neu zu orientieren.

Als ich vor Jahren das erste Mal zu einem Fastenseminar bei Dr. Ruediger Dahlke fahren wollte, erntete ich Unverständnis in meiner Familie und meinem Freundeskreis. Eine Woche ohne

Essen – geht das überhaupt und bist du nicht schon schlank genug?

Ehrlich gesagt, war ich auch nicht ganz sicher, ging es aber mutig an und war verblüfft über die tief gehenden Erfahrungen auf allen Ebenen.

Dieser Fastenratgeber soll Ihnen eine Hilfe sein, damit Sie sicher und gut beraten in Ihre Fastenzeit gehen können.

Was ist Fasten?

Fasten heißt, bewusst und freiwillig für eine begrenzte Zeit auf Nahrung zu verzichten. Dieser Verzicht hat tief greifende Aus- **Den** wirkungen auf den Stoffwechsel und aktiviert unse- **„inneren Arzt"** ren „inneren Arzt" oder „Archeus", von dem schon **aktivieren** Paracelsus sprach.

Jeder hat schon einmal Appetitlosigkeit bei einer Grippe erlebt. Auf diese Weise wird der Organismus entlastet und kann so all seine Energie für „Reparaturmaßnahmen" verwenden. Der „innere Arzt" scheint ganz genau zu wissen, was Körper und Seele gerade benötigen, denn er bearbeitet unbewältigte „Baustellen" und saniert „Problemzonen". Dadurch werden auch die Abwehrkräfte gestärkt und der Organismus bekommt einen Energieschub, der für mehr körperliche und geistige Vitalität sorgt.

Fasten bedeutet allerdings weit mehr als nichts zu essen, es ist eine der besten Methoden, um vielen Zivilisationskrankheiten wie Übergewicht, Rheuma, Herzerkrankungen und Arteriosklerose vorzubeugen und dem Darm Regeneration zu ermöglichen. Fasten wirkt dabei wie ein Jungbrunnen, denn es beugt vorzeitigen Alterserscheinungen vor, die durch Verschlacken des Gewebes begünstigt werden, und wird so zum „Kosmetikum" von innen. Die Haut wird zart und glatt, dies sorgt im Gesicht für einen strahlenden Teint, die Fingernägel werden kräftig und die Haare bekommen neuen Glanz.

Durch den Nahrungsverzicht wird mehr vom Gute-Laune-Hormon Serotonin gebildet und gleichzeitig wird sein **Das Wohl-** Abbau verlangsamt. Darum kann es länger wirken **befinden** und das Wohlbefinden und damit die Lebensstim- **steigern** mung insgesamt steigern.

Darüber hinaus ist das Fasten ein Weg, wieder zu sich zu finden, unnötigen Ballast abzuwerfen, sich neu zu orientieren – „in die Wüste zu gehen", wie es in der Bibel heißt.

Denken Sie nur an das wundervolle Gefühl nach einem Frühjahrsputz oder wenn Sie nach langer Zeit Ihren Schreibtisch aufgeräumt haben. Wenn wieder Ordnung herrscht, kehrt oft ein neuer Schwung ein. So ein Hochgefühl kann sich schon während des Fastens, des „inneren Hausputzes", einstellen. Fastentherapeuten sprechen dann von Fasteneuphorie.

Tatsächlich sind viele Menschen beim ersten Fasten überrascht, wie sich ihr Lebensgefühl schon nach den ersten drei Tagen der Umstellung verbessert. Denn Fasten wirkt nicht nur reinigend auf den Körper, sondern rückt auch seelisches und geistiges Wachstum in den Vordergrund, besonders wenn es durch entsprechende Übungen wie Meditation oder Qi Gong angeregt wird. Dabei können erstaunlich klare Gedanken aufsteigen und neue Chancen sichtbar werden – ideal, um sich zu be-sinnen und den eigentlichen Sinn des Lebens zu finden.

Fasten – nicht für jeden!

Wer keine Medikamente benötigt, leistungsfähig und gesund ist und sich zutraut, der Anleitung zum Fasten folgen zu können, **Eventuell mit einem Arzt Rücksprache halten** dem steht bei einer Fastenwoche zu Hause nichts im Wege. Selbst wer Medikamente nimmt, kann immer noch mit einem Arzt oder fastenerfahrenen Therapeuten über seine diesbezüglichen Möglichkeiten reden. Wer sich nicht sicher ist, sollte in jedem Fall einen fastenerfahrenen Arzt aufsuchen.

Bevor Sie zu Hause zu fasten beginnen, sollten Sie sich folgende Veränderungen, die während des Fastens eintreten können, bewusst machen:
- Das Tempo wird meist langsamer.
- Der Kreislauf ist oft nicht so stabil wie sonst.
- Reaktions- und Denkvermögen können phasenweise beeinträchtigt sein.
- Die Seele reagiert sensibler.

Wichtig – Wer nicht fasten sollte

Fasten ist nicht angesagt bei Krebs, Diabetes Typ 1, bei Menschen mit transplantierten Organen oder Essstörungen, nach Operationen, bei chronischen Stoffwechselerkrankungen, bei geistig kranken Menschen oder Personen mit psychischen Problemen. Selbst bei Diabetes Typ 1, Essstörungen oder Stoffwechselerkrankungen kann es jedoch in Verbindung mit einem sehr erfahrenen Arzt und in Kombination mit Psychotherapie durchgeführt werden.

Während der Schwangerschaft und der Stillperiode sowie bei Kindern unter vierzehn Jahren sollte auf das Fasten verzichtet werden. Auch wer nicht genügend trinkt, sollte lieber nicht fasten! Ein entgiftender Organismus ohne ausreichend Flüssigkeit ist wie ein Hausputz ohne Wasser. Sie sollten mindestens **Trinken ist** zweieinhalb bis drei Liter Flüssigkeit pro Tag zu sich **das A und O!** nehmen, auch, um mögliche Hungergefühle zu vermeiden.

 Alle anderen können sich ein- bis zweimal im Jahr eine verjüngende und entspannende Fastenwoche gönnen, um dem Stoffwechsel einen „Kick" zu geben und wieder neu durchzustarten.

Zeitpunkt und Dauer

Nehmen Sie sich für Ihre Fastenwoche eine Auszeit von Arbeit und Familie, denn neben dem reinigenden Effekt auf den Körper sind die seelisch-geistigen Auswirkungen des Fastens nicht zu unterschätzen. Ideal wären zehn Tage Urlaub, damit Sie sich in Ruhe vorbereiten, die Kur durchführen und sie langsam ausklingen lassen können.

Wenn Sie zu Hause keine Möglichkeit haben, Ruhe und Muße **Ruhe und** zu finden, sollten Sie Ihre Fastenkur doch lieber **Muße sind** fernab des Alltags durchführen und sich eventuell **eine wichtige** einer Fastengruppe anschließen. Für Anfänger ist es **Voraus-** auch wesentlich leichter, innerhalb eines Kurses un- **setzung** ter Leitung von Fachleuten zu fasten.

Den Zeitpunkt sollten Sie auch von Ihrem Gefühl abhängig machen. Ihr Körper weiß am besten, wann die Zeit reif ist, sich eine Auszeit zu gönnen. Der Winter bietet sich bei uns allerdings am wenigsten zum Fasten an, da der Körper, während er auf Sparflamme läuft, sonst noch schneller auskühlt.

Die hier beschriebene Fastenkur dauert acht Tage und umfasst:
- einen Entlastungstag zum Vorbereiten und Einstimmen,
- fünf Fastentage,
- zwei Aufbautage, um sich wieder an feste Nahrung zu gewöhnen.

Gehen Sie nicht gestresst in die Fastenzeit, sondern leisten Sie sich, wenn möglich, noch einen entspannenden Abschiedstag vom alten Stressmuster.

Nutzen Sie die Zeit für Aktivitäten an der frischen Luft, tanken Sie Sauerstoff und Sonne und legen Sie auch immer regenerierende Ruhepausen ein.

Mögliche Probleme während des Fastens
Stimmungsschwankungen
Während des Fastens reagiert die Seele sensibler. Geben Sie Ihren Gefühlen Raum, egal ob Euphorie oder Krise!

➜ **TIPP:** Meditations-CD
Eine CD mit geführter Meditation kann gut dabei helfen, Stimmungsschwankungen auszugleichen.

Seelische und körperliche Beschwerden
Die Zeit des Fastens ist immer auch eine Zeit der Veränderung. Manchmal können Beschwerden diesen Veränderungsprozess begleiten und sich seelisch oder körperlich äußern. **Veränderung kann Beschwerden bedingen**
Es kann unter Umständen sein, dass alte Beschwerden, Krankheiten oder Verletzungen noch einmal zum Vorschein kommen, denn die Phasen der Reinigung beginnen in den jüngsten Schichten und gehen Schritt für Schritt zu immer älteren über. Symptome der Krankheit oder Gefühle, die sie begleiteten, tauchen dann womöglich wieder auf.

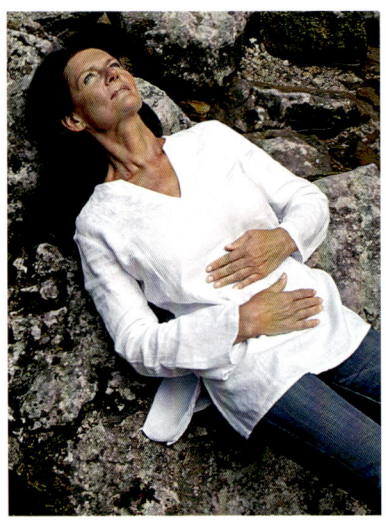

➜ TIPP: Heilende Hände
Je gelassener Sie sind, desto weniger beschwerlich werden sich diese Befindlichkeitsstörungen auswirken. Unterstützend können Sie Ihre Handflächen auf die betroffene Körperstelle legen und tief und bewusst dorthin atmen, wo Sie die Hände spüren. So versorgen Sie Ihren Körper mit heilender Energie.

Erschwertes Verstehen und Merken

Ihre Aufmerksamkeit ist beim Fasten mehr nach innen gerichtet. Lassen Sie sich nicht verunsichern, wenn Sie z.B. einen Zeitungsartikel öfter lesen müssen, um ihn zu verstehen. **Der Kopf macht Urlaub** Auch Ihr Kopf macht Urlaub und ruht sich vom täglichen Trubel aus.

Sehprobleme

Beim Fasten lässt der Augendruck etwas nach. Seien Sie unbesorgt, das normalisiert sich spätestens danach wieder.

Kopfschmerzen

Zu Beginn des Fastens kann es zu Kopfschmerzen durch die Entgiftung kommen, besonders bei Kaffeetrinkern durch den Kof-
feinentzug. Am besten trinken Sie reichlich Wasser und Tee und
gönnen sich Ruhe. Auch ein Einlauf (siehe S. 36) kann guttun.

→ **TIPP:** Free-Spirit-Aromatherapie

Geben Sie vier Tropfen ätherisches Pfefferminzöl, drei Tropfen
ätherisches Basilikumöl und drei Tropfen ätherisches Rosmarin-
öl in eine Duftlampe, atmen Sie tief ein und geben Sie den
Schmerz mit dem Ausatmen ab.

Frieren, kalte Hände und Füße

Egal, zu welcher Jahreszeit Sie fasten, es kann vorkommen, dass
Sie frieren, kalte Hände und Füße haben. Das liegt **Der Körper**
daran, dass Ihr Körper sein Energieprogramm auf **läuft auf Spar-**
Sparflamme laufen lässt. **flamme**

Wenn Sie frieren, tun Sie Folgendes:
● Beginnen Sie den Tag mit einer Wechseldusche.
● Ziehen Sie sich warm an, auch dicke Socken.
● Kuscheln Sie sich in eine Wolldecke.
● Bewegen Sie sich, das bringt den Kreislauf in Schwung.
● Gönnen Sie sich eine Wärmflasche am Fußende Ihres Bettes.
● Trinken Sie nur warme Getränke und Brühen.

→ TIPP: Ingwertee für zwischendurch

Ingwertee regt die Verdauung und den Stoffwechsel an und dämpft den Hunger. Für einen Liter Wasser schneiden Sie ein daumengroßes Stück Ingwerwurzel (bei empfindlichem Magen weniger) in kleine Stücke und lassen es mindestens zehn Minuten kochen. Mit etwas Limonensaft, einem Rosmarinzweig oder Thymian, Eisenkraut oder Salbei schmeckt der Ingwertee immer wieder anders.

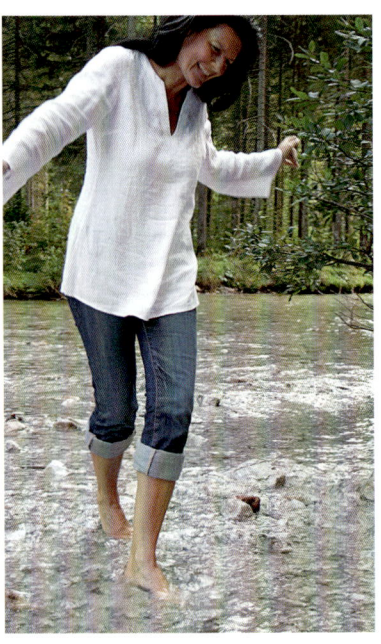

→ TIPP: Kneipp'sche Anwendungen

- Gehen Sie morgens barfuß durch das taunasse Gras, laufen Sie beim Spaziergang in einem Bach oder durch den Schnee, bis die Füße prickeln, dann nass in die Socken schlüpfen und weitergehen, bis die Füße so richtig warm sind.

- Waschen Sie den ganzen Körper kalt ab, von den Händen und Füßen dem Herzen zu, und schlüpfen Sie dann, ohne sich abzutrocknen, in Ihre Kleider oder zurück unter die Bettdecke.

Einschlafstörungen und unruhiger Schlaf
Wer schlecht einschlafen kann, hat Probleme mit dem Loslassen. Oft drehen sich die Gedanken im Kreis, weil die **Die Seele** Seele mit dem Aufarbeiten alter Themen beginnt. **widmet sich** Beim Fasten braucht man zwar mehr Ruhe, aber oft **alten Themen** weniger Schlaf als sonst. Außerdem schläft man beim Fasten oft unruhiger, weil man wieder mehr Zugang zu Träumen und sie begleitenden Emotionen bekommt.

➜ **TIPP:** Schüßler-Salze
Der Arzt und Homöopath Dr. Wilhelm Schüßler (1821–1898) bereitete Mineralsalze so auf, dass sie chemische Abläufe in den Zellen normalisieren und so Funktionsstörungen beseitigen können. Lösen Sie zwei Tabletten vom Schüßler-Salz Nr. 7 (Magnesium phosphoricum D6) in heißem Wasser auf und trinken Sie das Ganze noch heiß schluckweise vor dem Schlafengehen.

➜ **TIPP:** Gemmotherapie
Eine besonders sanfte Methode der Pflanzenheilkunde ist die Gemmotherapie. Sie behandelt mit Knospenauszügen, deren Vitalkräfte einzigartig sind. Sommer-Linde (Tilia platyphyllos) hilft bei Schlaflosigkeit, Ein- und Durchschlafstörungen.

Was sonst noch hilft:

- Gedanken und Gefühle in ein Tagebuch schreiben;
- eine Tasse entspannenden Tee trinken;
- die Augen schließen und durch die innere Bilderlandschaft spazieren;
- eine Schlaf-gut-Massage mit Sesamöl durchführen: den Bauch mit angewärmtem Sesamöl im Uhrzeigersinn sanft massieren.

Hungerkrisen

Wenn Sie ganz ehrlich zu Ihrer bewussten Fastenentscheidung

Flüssigkeit stehen, haben Sie in der Regel auch keinen Hunger.
hilft bei Dennoch kann es beim Fasten in den ersten drei
Krisen Tagen auch Hungergefühle geben, denen man am
besten mit Tee und Wasser begegnet.

→ **TIPP:** Globuli bei Hunger

Bei echtem Nüchternschmerz (die Faust in der Magengegend) hilft das homöopathische Mittel Anacardium orientale D12. Lassen Sie ein bis drei Globuli langsam im Mund zergehen. Bei Appetit wirken diese Kügelchen nicht, denn der spielt sich im Kopf ab, wenn Sie in Gedanken kochen und speisen.

Das Fastenprogramm

Dieses Fastenprogramm gibt Ihnen Anleitungen und praktische Tipps, die Sie für das selbstständige Fasten zu Hause brauchen, und begleitet Sie Schritt für Schritt durch Ihre Fastenzeit.

Wie schon erwähnt, besteht es aus einem Entlastungstag, fünf Fastentagen und zwei Aufbautagen. Während der Fastentage werden mittags und abends warme Gemüsebrühe oder mit Wasser verdünnte Säfte getrunken, ansonsten ausreichend Wasser und verschiedene Tees.

Die verschiedenen Tipps, die den einzelnen Tagen zugeordnet sind, können Sie natürlich je nach Befindlichkeit **Die Tipps** an jedem Tag Ihrer Fastenzeit anwenden. Alles, was **können Sie** Ihnen guttut, stellt eine wundervolle Unterstützung **jederzeit** der Regenerationsprozesse dar und idealerweise **anwenden** übernehmen Sie darüber hinaus einige Anregungen, wie z. B. den Mittagsschlaf, Qi Gong oder die Atemübungen, für Ihren Alltag und erhöhen so Ihre Lebensqualität.

Vorbereitung

Stellen Sie sich ganz bewusst auf die Fastenzeit ein, erledigen Sie in den Tagen davor noch ausstehende Verpflichtungen, leeren

Sie Ihren Kühlschrank und trennen Sie sich von heimlichen Notreserven, die es Ihnen nur schwerer machen. Veranstalten Sie aber kein Reste-Essen, das wäre kein guter Einstieg in die Fastenzeit!

Wenn Sie es wirklich wollen, schaffen Sie es auch! Beim Fasten stellt die Einstellung zu Beginn die Weichen für die ganze Kur – wenn der Entschluss zu fasten aus dem Inneren kommt, wird es auch gelingen!

Kaufen Sie vorab alles ein, was Sie für die Woche brauchen. Sehen Sie das Programm durch und machen Sie sich eine Liste, was Ihnen noch fehlt.

Das brauchen Sie beim Fasten:
- Wärmflasche,
- Irrigator (Einlaufgerät), in jeder Apotheke zu bekommen,
- wärmere Kleidung als sonst,
- Handtücher,
- Wolldecke,
- Basenbad und Schüßler-Salze,
- Mandala-Malbuch und Farbstifte,
- Entspannungs-CDs mit Musik und geführten Meditationen,
- Tagebuch,
- Duftöl und Kerzen.

Einkaufsliste:
- stilles Wasser, am allerbesten gutes Leitungswasser,

- Tees, wie Lapacho, Rooibos, Rosmarin, Zitronenverbena und Kräutertee-Mischungen (am besten aus dem Garten),
- reine Obst- und Gemüsesäfte (ungesüßt und ungesalzen) bzw. reichlich Bio-Obst und -Gemüse wie Äpfel, Birnen, Karotten und Rote Bete zum Auspressen,
- verschiedene Bio-Gemüse wie Sellerie, Karotten, Kartoffeln, Fenchel und Kräuter für die Brühe,
- zwei Bio-Zitronen,
- eine frische Ingwerknolle.

Für den Entlastungstag:
Wählen Sie zwischen Reis-, Obst- oder Rohkosttag und besorgen Sie sich nicht mehr, als Sie an diesem Tag tatsächlich benötigen.
Suchen Sie sich für Ihr vorerst letztes Mahl einen saftigen, reifen Bio-Apfel aus.

Einstimmen auf die Fastenzeit

In fließendem Wasser kann man sein eigenes Bild nicht sehen, wohl aber in ruhigem Wasser. Nur wer selbst ruhig bleibt, kann zur Ruhestätte all dessen werden, was Ruhe braucht.

LAOTSE

Ihre Fastenwoche beginnt im Grunde mit dem Entlastungstag. Nutzen Sie diesen Tag, um viel draußen in der Natur zu sein, oder gönnen Sie sich den Besuch in einer Therme. Richten Sie sich alles her, was Sie in den nächsten Tagen brauchen, bringen Sie Unerledigtes zu Ende, sagen Sie Termine ab und informieren Sie Ihre Freunde von Ihrem Vorhaben. Die Fastenzeit ist eine **Zeit der Stille** ideale Zeit der Stille, der inneren Einkehr, was nicht **und inneren** heißt, dass Sie keinen Kontakt mit anderen haben **Einkehr** sollen. Die Entscheidung sollte aber ganz bei Ihnen liegen, denn erst die innere und äußere Ruhe schafft die idealen Bedingungen für Ihr Vorhaben. Fasten ist etwas ganz Besonderes, es ist eine Zeit, die auf die Seele wirkt, und die Seele dankt, indem sie spricht. Stimmen Sie sich deshalb körperlich und seelisch auf die kommende Fastenwoche ein.

Falls Sie das erste Mal fasten, brauchen Sie keine Bedenken haben, eine ganze Woche ohne feste Nahrung auszukommen. Sie befinden sich in guter Gesellschaft mit Jesus und Mohammed und ganz vielen anderen Menschen, die Fasten als festen Bestandteil ihres Lebens verstehen. Dieser „Reiseführer" begleitet Sie mit vielen praktischen Tipps und Anregungen auf Ihrer Fastenexpedition.

Der Entlastungstag

Am Entlastungstag sollten Sie nur noch leichte Speisen zu sich nehmen, die Nahrungsmenge reduzieren, damit sich Ihr Verdauungssystem langsam umstellen kann, und sich gleichzeitig von schwer verdaulichem Essen und Genussmitteln verabschieden. Dieser Tag hilft Ihnen, sich körperlich und geistig in aller Ruhe auf die Zeit des Nahrungsverzichts einzustimmen.

Falls Sie nicht zu Hause fasten, sollten Sie bereits an Ihrem Fastenort angekommen sein.

Nach dem Wachwerden

- Strecken und räkeln Sie sich und bleiben Sie dann noch ein paar Minuten mit geschlossenen Augen liegen.
- Legen Sie dann Ihre Hände auf Brust und Bauch und atmen Sie tief ein.
- Heute gilt es, sich von Genussmitteln (Kaffee, schwarzer Tee, Alkohol, Schokolade, Zigaretten) zu verabschieden. Lassen Sie alles, worauf Sie in den nächsten Tagen verzichten werden, vor Ihrem inneren Auge auftauchen.
- Bilden Sie mit Ihren Händen eine Schale. Dann geben Sie mit einem kräftigen Ausatemzug alles ab.
- Wiederholen Sie diese Übung so lange, bis alles in der Schale liegt, und spreizen Sie zuletzt mit dem Ausatmen die Finger, um es loszulassen.

→ TIPP: Meditation – ein Weg nach innen

Tief zu entspannen ist bei der modernen Hektik immer schwieriger.

27

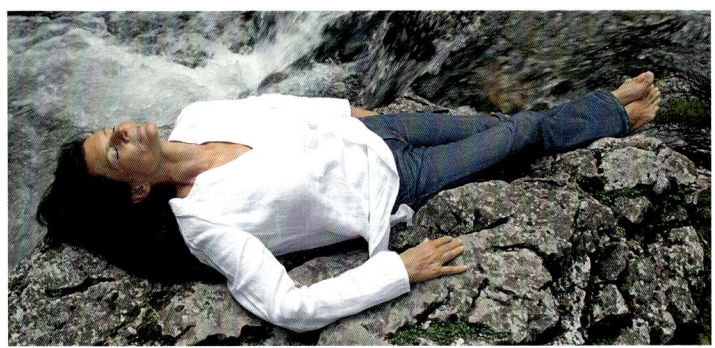

Meditation bedeutet nichts anderes, als den Körper zu entspannen, den Geist zu zentrieren, indem man Gedanken und Gefühle zur Ruhe kommen lässt, und sich von äußeren Reizen zurückzuziehen, damit die Seele heimkehren kann.

Alles kann Einladung zur Meditation sein: Setzen Sie sich an einen Bach und mischen Sie Ihren Geist mit seiner Strömung, legen Sie sich in eine Wiese, schauen Sie in den Himmel und öffnen Sie Ihren Geist für seine Weite. Atmen Sie dabei ruhig und gleichmäßig und lassen Sie den Geist still werden. Seien Sie sich immer der „Botschaft, die ständig aus der Stille kommt" (R. M. Rilke) bewusst.

Nach dem Aufstehen

Trinken Sie zwei Gläser zimmerwarmes oder heißes Wasser, um die Darmtätigkeit anzuregen.

➜ **TIPP:** Heißes Wasser – indischer Zaubertrank

Seit über fünftausend Jahren ist dieser einfache Wundertrank in Indien Tradition und Bestandteil jeder Ayurveda-Kur. Er stärkt das Verdauungssystem und unterstützt die Entschlackung des Körpers. Morgens in einem Kochtopf (nicht im Wasserkocher!) einen Liter Wasser aufkochen und zehn Minuten lang köcheln lassen. Eine Tasse in kleinen Schlucken nach dem Aufstehen trinken, den Rest in eine Thermoskanne füllen und tagsüber genießen.

Speiseplan für den Entlastungstag

Für den Entlastungstag haben Sie drei Varianten zur Auswahl.

Reistag

Naturreis zählt zu den natürlichen Entwässerungsmitteln, ist leicht verdaulich und ein guter Energielieferant.

Essen Sie zweimal am Tag 80 g braunen, ungeschälten Reis (ohne Salz gekocht!): Morgens einen Apfel oder 80 g Weintrauben mit Zimt und einem Teelöffel Honig unter den Reis mischen; mittags zwei Tomaten dünsten (ohne Fett!) und, mit frischen Kräutern und Pfeffer gewürzt, mit dem gekochten Reis essen.

Obsttag

Essen Sie über den Tag verteilt etwa 1,5 kg verschiedenes Obst (außer Bananen). Nehmen Sie nur reifes Obst von bester Bio-Qualität!

Rohkosttag

Essen Sie morgens Obst oder einen kleinen Obstsalat mit Früchten der Jahreszeit, verfeinern Sie ihn mit Orangensaft und ein paar Mandelsplittern. Gönnen Sie sich mittags eine Rohkostplatte mit geraspeltem oder klein geschnittenem Bio-Gemüse und -Salat, verwenden Sie dazu ein leichtes Joghurtdressing.

Für alle drei Varianten gilt:

- Setzen Sie sich in Ruhe zu Tisch, nehmen Sie sich Zeit zum Essen und essen Sie nur so viel, dass eine leichte Sättigung eintritt.
- Trinken Sie mindestens zwei bis drei Liter Wasser oder Tee pro Tag! Trinken Sie überwiegend reines Wasser, vorzugsweise Quellwasser, denn der Körper braucht für jeden Wirkstoff, der ihm zugeführt wird, eine bestimmte Menge Flüssigkeit. Der gesündeste Tee kann zur Belastung werden, wenn er zu stark konzentriert ist oder immer dieselben Wirkstoffe enthält. „Die Dosis macht das Gift", hat Paracelsus schon gesagt, aus dieser Sicht ist auch verständlich, dass eine Teesorte immer nur über eine bestimmte Zeitspanne getrunken werden sollte.

  Als Grundregel für die Zubereitung von Tee mag gelten, dass $\frac{1}{2}$ TL ausreichend ist für einen Liter Wasser, als Faustregel gilt: Alles, was unangenehm schmeckt, ist zu stark zubereitet und sollte verdünnt werden.

Testen Sie, welche Temperatur Ihnen bei Wasser und Tee am besten behagt, es muss nicht notgedrungen kaltes Wasser und heißer Tee sein!

- Nach dem Mittagessen sollten Sie einen Spaziergang machen, um die Verdauung anzuregen und frische Luft zu tanken.
- Am Nachmittag wäre leichter Sport sinnvoll, z.B.: Walking, Rad fahren, Schwimmen …
- Abendessen (vor 19 Uhr): der letzte Apfel.
  Für die Umstellung des Darms hat es sich bewährt, dass als letzte Mahlzeit etwas Obst gegessen wird.
  Nehmen Sie Ihren reifen Bio-Apfel bewusst als Schlussmahlzeit ein, machen Sie ein Ritual daraus, indem Sie jeden Bissen langsam kauen und sich damit für die nächsten Tage von fester Nahrung verabschieden.
- Lassen Sie den Tag langsam ausklingen, mit schöner Musik, mit dem Beginn des Fastentagebuchs, mit Mandala malen – alles, was sie entspannt, ist gut und willkommen!

→ **TIPP:** Mandala malen zur Zentrierung

Das Wort „Mandala" stammt aus dem indischen Sanskrit und kann mit Kreis oder Zentrum übersetzt werden. Mandalas kommen in allen Kulturen vor, in der christlichen Kirche z.B. in Form von Kirchenfenstern und Bodenmosaiken. Mandala malen wirkt ausgleichend und harmonisierend auf Körper, Geist und Seele und vermittelt das Gefühl, der eigenen Mitte näherzukommen.

Legen Sie entspannende Musik auf, nehmen Sie Ihre Buntstifte, schlagen Sie die Seite ganz vorne im Buch auf, mischen Sie die Stifte ohne hinzusehen mit der linken Hand (intuitiv) und nehmen Sie dann blind einen Stift, mit dem Sie von innen nach außen oder umgekehrt zu malen beginnen.

→ **TIPP:** Tagebuch führen – Emotionen und Geistesblitze festhalten

Besorgen Sie sich ein Büchlein, das Ihnen gefällt und das Sie gut bei sich tragen können. Dort können Sie Ihre emotionalen Erlebnisse und ganz persönlichen Gedanken zum Ausdruck bringen, Ihre Träume aufschreiben, Zeichnungen machen oder gute Ideen sammeln.

„Essen hält Leib und Seele zusammen", weiß der Volksmund. Bei einer längeren Fastenzeit löst sich die Seele ein Stück vom Körper und so können bunte intensive Träume und besonders kreative Ideen auftauchen.

Vor dem Schlafengehen (vor 23 Uhr)
Wenn Sie zu Schlafstörungen neigen, trinken Sie eine Tasse Baldriantee oder nehmen Sie ein wohltuendes Entspannungsbad. Danach sollten Sie zu Bett gehen!

Der erste Fastentag

Dieser Tag fordert die meiste Disziplin, bedeutet er doch eine ziemliche Umstellung. Wir sind so sehr ans Essen gewöhnt, dass wir schon an „hungern" denken, wenn eine einzige **Vertrauen Sie** Mahlzeit wegfällt. Vertrauen Sie Ihrem Körper, er **Ihrem Körper** besitzt mehr Kraft und Weisheit, als Sie glauben!

„Speiseplan" für alle Fastentage:

Dieser Plan gilt grundsätzlich für alle Fastentage, ich werde allerdings nur beim ersten Fastentag genauer auf die einzelnen „Mahlzeiten" eingehen.

- Morgens zwei bis drei Tassen Kräuter- oder Früchtetee oder heißes Wasser; bei niedrigem Blutdruck Rosmarin- oder Matetee;
- mittags 150 ml Obst- oder Gemüsesaft (mit Wasser verdünnt) oder warme Gemüsebrühe (siehe Selleriebrühe, S. 39, oder basische Gemüsebrühe, S. 40);
- nachmittags drei bis vier Tassen Tee – bei Kälte Ingwer- oder Yogitee;
- abends warme Gemüsebrühe und Johanniskraut-, Melissen- oder Orangenblütentee (keinen Schwarztee!);
- über den ganzen Tag verteilt reichlich Wasser.

> *Zu verzichten, ist ein Weg, zu sich selbst zu kommen.*
> *Und man muss bei sich selbst gewesen sein,*
> *um zu anderen gehen zu können.*

Nach dem Wachwerden

Räkeln und strecken Sie sich wie eine Katze und entspannen Sie sich noch einmal bewusst, bevor Sie aufstehen. Haben Sie Ihren Körper schon einmal gelobt für die täglichen Leistungen, die er vollbringt? Lob stärkt die Lebensenergie!

→ TIPP: Atemübungen

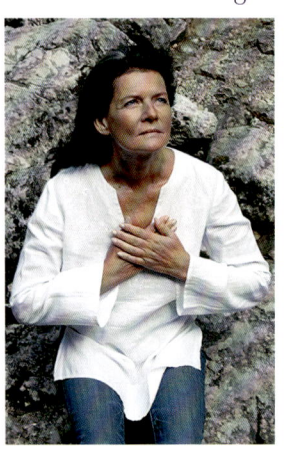

Die Kraft des Atems ist Energie- und Heilquelle zugleich und sorgt für Balance im Leben. Durch bewusstes Atmen können der Seele Flügel wachsen und sich alle Zellen mit neuer Lebensenergie füllen.

- Herzatmung
  Das Herzchakra befindet sich in der Mitte des Brustkorbs und füllt den Körper mit fließender Energie. Die Herzatmung kann Blockaden lösen, das energeti-

sche Zentrum öffnen und so die gesamte Gefühlswelt heilen.

- Legen Sie beide Hände auf die Mitte Ihrer Brust, schließen Sie die Augen und atmen Sie gleichmäßig ins Herzchakra.
- Bleiben Sie mindestens fünf Minuten dabei und schicken Sie viel Liebe dorthin.

- „Die Sonne atmen"
  Mit dem inneren Bild der kraftvollen Sonnenenergie beginnen Sie Ihre Fastentage mit lichtvoller Stärke.
  - Stellen Sie sich hüftbreit hin, die Knie sind leicht gebeugt.
  - Heben Sie die Arme über den Kopf, die Fingerspitzen weisen zueinander, und atmen Sie dabei ein.
  - Ausatmen und dabei den Armkreis bis vor die Brust absenken.
  - Wieder einatmen und die Arme über den Kopf heben. Stellen Sie sich dabei vor, wie Ihnen die Kraft der Sonne strahlende Energie schenkt.
  - Machen Sie diese Übung mindestens eine Minute lang.

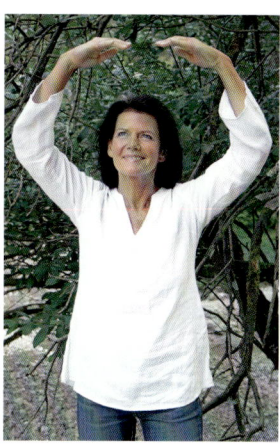

35

Nach dem Aufstehen

Heute, am dritten und am fünften Fastentag steht eine gründliche Darmreinigung auf dem Programm. Sie ist für Ihren Körper das Startsignal für's Fasten. An diesen Tagen sollten Sie in Ruhe zu Hause bleiben, sich ausruhen, lesen, Musik hören.

Die Reinigung ist ebenso wichtig wie ausreichendes Trinken, **Der Darm ist** denn der Körper ist es gewöhnt, einen Großteil sei**eine wichtige** ner Energie aus dem Darm zu beziehen. Wenn **Energiequelle** diese Energiequelle beim Fasten versiegt, wird er dennoch versuchen, aus den letzten Nahrungsreserven Kalorien zu holen. Darum sollte auch die letzte Mahlzeit aus Obst bestehen. Welche Art der Darmreinigung Sie anwenden, liegt bei Ihnen. Jahrelange Fastenerfahrung legt den Einlauf nahe, weil er am schonendsten ist und auch bei Verstopfung an der richtigen Stelle ansetzt.

Einlauf – so wird's gemacht:
- Füllen Sie das Einlaufgerät mit etwa einem dreiviertel Liter körperwarmem Wasser. Testen Sie die Temperatur mit dem Ellenbogen. Stecken Sie das längere Endstück an den Schlauch und öffnen Sie den Hahn probeweise, damit keine Luft im Schlauch bleibt. Dann verschließen Sie den Hahn wieder und fetten

das Endstück mit ein wenig Öl ein. Nun hängen Sie den Plastikbehälter etwas erhöht auf, sodass sich durch das Gefälle ein gewisser Druck ergibt. (Handtuchhaken eignen sich z. B. gut dafür.)

- Jetzt knien Sie sich auf ein Handtuch und stützen sich mit den Ellenbogen ab. Führen Sie das Darmrohr vorsichtig in den After ein, öffnen Sie dann den Hahn und lassen Sie das Wasser einlaufen. Während das Wasser nun langsam kommt, atmen Sie ruhig und entspannt in den Bauch, damit er locker bleibt und sich für das Wasser wirklich öffnen kann. Notfalls massieren Sie ihn sanft. Spätestens nach ein paar Minuten werden Sie heftigen Stuhldrang verspüren.
- Der Einlauf ist gelungen, wenn zwischen einem halben und einem dreiviertel Liter Wasser in den Darm geflossen ist. Sollte kein Wasser mehr zurückkommen, dann hat der Körper „von unten getrunken". Wiederholen Sie den Einlauf und trinken Sie mehr!

→ **TIPP:** Einlauf mit Schüßler-Salzen

Im Mastdarm und im letzten Drittel des Dickdarms lagern viele belastende Schadstoffe an den Darmwänden, die längst ausgeschieden sein sollten. Zur Reinigung empfiehlt sich eine

Mineralstoffkombination aus den Schüßler-Salzen Nr. 1, 3, 4, 5, 6, 7, 8, 10. Von jedem Salz werden fünf bis sieben Stück, von der Nr. 10 (Natrium sulfuricum) zur Entschlackung zwanzig Stück, aufgelöst und ohne Milchzucker zum Einlaufwasser dazugegeben.

Die Darmreinigung ist nicht nur ein rein körperlicher Prozess.
Sich von Altlasten befreien Wenn Sie sich bei jedem Einlauf bildhaft vorstellen, wie Altes, Verbrauchtes Ihren Körper verlässt, können Sie auch geistige und seelische Reinigungsarbeit leisten.

Morgens

Nehmen Sie nach dem Einlauf eine kreislaufanregende Wechseldusche und trinken Sie danach mindestens zwei Tassen Kräutertee in kleinen Schlucken, z. B. Nieren-Blasen-Tee aus der Apotheke oder Stoffwechseltee.

➜ **TIPP:** Stoffwechseltee

Mischen Sie 30 g Löwenzahn, 20 g Brennnesselblätter, 20 g Schafgarbe und 10 g Holunderblüten aus dem Garten oder Ihrer Apotheke. Übergießen Sie $\frac{1}{2}$ TL Kräutermischung mit einem Liter kochendem Wasser, fünf bis acht Minuten ziehen lassen und abseihen. Trinken Sie schluckweise mehrere Tassen über den Tag verteilt.

Mittags

Gönnen Sie sich einen Obst- oder Gemüsetrunk aus 150 ml Saft (frisch gepresst oder aus dem Reformhaus) und 250 ml Wasser. Trinken Sie langsam, speicheln Sie jeden Schluck **Langsam** ein. Wenn Sie lieber etwas Warmes zu sich nehmen **und bewusst** möchten, kochen Sie sich eine Gemüsebrühe. Da- **trinken** nach noch zwei Gläser stilles Wasser trinken und wenn möglich einen Mittagsschlaf halten.

➔ **TIPP:** Selleriebrühe

Für 2 Portionen benötigen Sie:

500 ml Wasser, 150 g Knollensellerie, 1 Karotte, ½ Lauchstange, frische Petersilie, 1 Prise Muskatnuss.

Bringen Sie das Wasser zum Kochen, waschen Sie das Gemüse und zerkleinern Sie es ungeschält. Kochen Sie das Gemüse fünfzehn bis zwanzig Minuten, zusammen mit der Petersilie. Brühe durch ein Sieb gießen und mit Muskatnuss würzen.

Sie können die Brühe nach Geschmack und Saison abwandeln, beispielsweise mit Fenchel, Tomaten oder Karotten. Kochen Sie immer ohne Salz und verwenden Sie kein Kohlgemüse, das bläht. Zahlreiche Rezepte und Anregungen finden Sie im Buch „Vom Essen, Trinken und Leben".

Nachmittags

Gehen Sie in die Natur zum Spazieren oder Walken. Atmen Sie

tief durch, um Sauerstoff zu tanken. Trinken Sie im Verlauf des Nachmittags mindestens drei bis vier Gläser Wasser oder Tee.

→ **TIPP:** Dem Spiegelbild begegnen
Stellen Sie sich vor einen Spiegel und betrachten Sie in aller Ruhe Ihr Gesicht, lassen Sie Ihren Blick einfach über die verschiedenen Bereiche gleiten. Dann beginnen Sie, mit Ihren Fingern gefühlvoll jede Partie zu erkunden, und versuchen so, nach und nach ein Gefühl für Ihr besonderes, auf dieser Welt einzigartiges Gesicht zu entwickeln. Streichen Sie mit Ihren Händen durch die Haare und über Ihre Stirn und Ihre Wangen und bewundern Sie ihre Einmaligkeit.

Abends
Bereiten Sie sich eine Gemüsebrühe zu.
Mein Tipp: Kochen Sie gleich für zwei Tage im Voraus, damit Sie nicht unnötig den Versuchungen Ihrer Küche widerstehen müssen.

→ **TIPP:** Basische Gemüsebrühe nach Are Waerland
Gut gereinigtes und grob gewürfeltes Gemüse der Saison wie Karotten, Sellerie, Petersilienwurzel, Fenchel (ca. 300 g), eine Kartoffel mit Schale, Kräuter wie Liebstöckel und Brennnessel und Gewürze nach Geschmack (Lorbeer, Majoran) in einem Liter Wasser etwa zehn Minuten kochen, dann abseihen. Die Menge lässt sich beliebig variieren, Sie können die Brühe im Kühlschrank

aufbewahren und portionsweise erwärmen. Die Gemüsebrühe schluckweise genießen, da sie sehr intensiv ist.

In diesem Basentrunk sind viele wertvolle Mineralstoffe enthalten. Er empfiehlt sich auch für die Zeit nach dem Fasten – morgens auf nüchternen Magen getrunken, ist er ein Segen für unseren durchschnittlich übersäuerten Organismus.

➜ **TIPP:** Haferschleim bei empfindlichem Magen

Wenn Sie einen empfindlichen Magen haben, können Sie statt den Säften und der Brühe auch einen Getreideschleim essen. Dazu 3 EL Reis oder Haferflocken in 500 ml Wasser zum Kochen bringen, den Reis etwa zwanzig Minuten, die Haferflocken etwa fünf Minuten kochen lassen. Anschließend durch ein Sieb streichen und noch warm löffelweise einspeicheln.

Nehmen Sie sich Zeit für Ihre Mahlzeit, setzen Sie sich in Ruhe hin und genießen Sie schluckweise und ganz bewusst.

Horchen Sie anschließend in sich hinein, was Ihnen jetzt guttut, ein Buch lesen, Musik hören oder lieber einen kleinen Spaziergang unternehmen.

Lassen Sie im Laufe des Abends noch einmal Ihren ersten Fastentag Revue passieren – wie fühlen Sie sich jetzt? **Den Tag** Nehmen Sie Ihr Tagebuch und schreiben Sie Ihre **Revue passie-** Gedanken und Gefühle auf, zeichnen Sie dazu oder **ren lassen** verwenden Sie verschiedene Farben, wenn Sie Lust haben.

Vor dem Schlafengehen

Lüften Sie Ihr Schlafzimmer gut und sorgen Sie für warme Füße. Wenn Sie im Bett liegen, schließen Sie die Augen, legen die Hände auf Brust und Bauch und atmen gleichmäßig. Dann entspannen Sie in Gedanken, von den Füßen über Beine, Bauch, Brust, Schultern, Arme, bis hin zum Gesicht, Schritt für Schritt, bis Sie einschlafen.

Der zweite Fastentag

Mag sein, dass es heute noch ein paar kleine Krisen zu überwinden gibt, dass Gedanken über den Sinn des Fastens auftauchen, weil sich körperliche Unpässlichkeiten einstellen. Wenn Ihr Körper Hungerattacken startet oder heftig auf den Entgiftungsprozess reagiert, ist das kein schlechtes Zeichen, denn diese Beschwerden gehen vorüber. Gehen Sie geduldig und liebevoll mit Ihrem Körper um und lassen Sie sich nicht von Ihrem Vorhaben abbringen. Rufen Sie sich Ihre Ziele wieder in Erinnerung und sagen Sie sich, dass Sie es schaffen werden. Wenn Sie in einer Fastengruppe sind, helfen Ihnen Gespräche mit den „Gleichgesinnten" und die nicht zu unterschätzende Energie der Gruppe!

Mögliche Beschwerden gehen vorüber

Nach dem Wachwerden

Gehen Sie den Tag behutsam an und gönnen Sie sich eine ausgiebige Ohrmassage, um Ihren Kreislauf auf Trab zu bringen.

→ TIPP: Ohrmassage

Eine Ohrmassage vollbringt Wunder bei niedrigem Blutdruck. Machen Sie sie idealerweise gleich morgens im Bett. Nehmen Sie beide Ohrläppchen gleichzeitig zwischen Daumen und Zeigefinger und kneten Sie sie warm. Dann massieren Sie am äußeren Ohrrand hoch und anschließend mit beiden Zeigefingern die ganze Ohrmuschel, bis sie sich gut durchblutet und lebendig anfühlt.

Nach dem Aufstehen

Vielleicht erinnern Sie sich noch an einen Traum der letzten Nacht, dann schreiben Sie ihn gleich in Ihr Tagebuch.

Vermissen Sie Ihre Muntermacher in Form von Schwarztee oder Kaffee? Als Alternative könnten Sie sich eine Tasse Rosmarin-, Mate- oder Grüntee gönnen. Möglicherweise spüren Sie heute Kopfschmerzen als Zeichen der Entgiftung. Trinken Sie so viel wie möglich, machen Sie, wenn die Schmerzen stark sind, noch einen Einlauf (siehe S. 36). **Kopfschmerzen sind ein Zeichen der Entgiftung**

→ TIPP: Erste Hilfe bei Krisen – Bachblüten

Rescue-Remedy-Notfalltropfen aus der Apotheke helfen bei Krisen. Geben Sie ein paar Tropfen aus der Essenzflasche in ein Glas Wasser und trinken Sie es schluckweise oder verwenden Sie das Notfalltropfen-Spray, das Sie bequem bei sich tragen können.

Heute werden Sie vielleicht spüren, wie sich der veränderte Stoffwechsel auf Ihren Körper auswirkt. Bürsten Sie Ihre Haut, duschen Sie ausgiebig und verwöhnen Sie sich mit einem guten pflanzlichen Körperöl, am besten aus der Naturkosmetik.

Mittags

Gleichgültig, ob Sie sich einen frischen Saft oder eine Brühe gönnen, decken Sie den Tisch und genießen Sie Ihre Mahlzeit.

Heute sollten Sie Ihre Mittagsruhe mit einem Leberwickel berei-

Die Leber chern. Die Leber ist das zentrale Stoffwechselorgan **leistet** und hat beim Fasten Schwerstarbeit zu leisten. Sie **Schwerstarbeit** ist sozusagen der Abfalleimer, der sich mit allen Rückständen unseres Organismus beschäftigen muss, ist aber zum Glück sehr regenerationsfähig.

→ **TIPP:** Leberwickel

Der Leberwickel ist ganz einfach durchzuführen und sehr effizient. Er fördert die Durchblutung und regt somit den Leberstoffwechsel an.

- Füllen Sie Ihre Wärmflasche mit heißem, aber nicht kochendem Wasser und drücken Sie dann auf die Mitte der Flasche, damit sie nicht ganz voll ist, aber dennoch keine Luft enthält. Nehmen Sie dann ein Handtuch, das Sie unter heißem Wasser zu einem Drittel feucht machen, und legen Sie die Wärmflasche darauf. Falten Sie den trockenen Teil darüber.

44

- Legen Sie sich hin und platzieren Sie die verpackte Wärmflasche mit der feuchten Seite auf Ihrer Leber, die sich rechts oberhalb des Rippenbogens befindet, dort, wo die meisten Menschen die Lunge vermuten.
- Jetzt ziehen Sie die Bettdecke über sich und genießen die Wärme und Ruhe so lange, wie Sie möchten. Sie können dabei auch einschlafen.

Die Durchblutung der Leber wird übrigens schon durch das Hinlegen um bis zu 40 % gesteigert, was sowohl für den Leberwickel als auch für den Mittagsschlaf spricht.

→ **SPEZIALTIPP:** Entgiftungswickel

Lösen Sie zehn bis fünfzehn Tabletten des Schüßler-Salzes Nr. 6 (Kalium sulfuricum) in ca. 250 ml heißem Wasser auf. Tauchen Sie einen Waschlappen in diese Lösung, drücken Sie ihn gut aus und legen Sie ihn so warm wie möglich auf die Leber. Fahren Sie in der Anwendung fort wie beim normalen Leberwickel (siehe S. 44).

Versuchen Sie, alle unterstützenden Maßnahmen wie Leberwickel, Einlauf, Ohrmassage, Bäder, Trinken etc. mög- **Führen Sie** lichst als Ritual durchzuführen. Idealerweise könnte **Rituale ein** die gesamte Fastenzeit zu einem Ritual werden, zu einer Zeit der Stille und inneren Einkehr.

Nachmittags

Falls Sie Lust auf frischen Geschmack haben, schneiden Sie eine Zitrone auf und träufeln Sie etwas Saft in Ihren Tee oder in Ihr Wasser. Riechen Sie an der Frucht, jetzt werden alle Sinneseindrücke viel intensiver wahrgenommen.

Ansonsten heißt es raus in die Natur! Durch ausreichende Be**Den Kreislauf** wegung an der frischen Luft kommt der Kreislauf **in Schwung** in Schwung. Hören Sie aber auf Ihr Körpergefühl, **bringen** übertreiben Sie nicht! Vielleicht ist im Augenblick eher eine sanfte Qi-Gong-Übung angesagt oder einfach nur ein genussvolles Sonnenbad.

➜ **TIPP:** Qi Gong – Stehen in Stille

- Nehmen Sie einen sicheren schulterbreiten Stand mit parallel stehenden Füßen ein. Denken Sie daran, die Knie immer leicht gebeugt zu halten, das trägt zur richtigen Haltung der Wirbelsäule im Lendenbereich bei.

  Der Kopf wird an einem imaginären Faden am Scheitel gehalten, sodass das Becken nach unten hin locker aushängen kann.

- Stellen Sie sich vor, Sie stehen in warmem Wasser, das sanft bewegt wird von Ihrem Atem. Heben Sie langsam Ihre Arme, als hielten Sie einen großen Ball, bis auf Solarplexushöhe.

  Seien Sie völlig entspannt, bis in die Fingerspitzen, und lassen Sie ein sanftes Lächeln in den Augen und um den leicht geöffneten Mund entstehen.

- Dann lenken Sie Ihr Bewusstsein zu dem großen Energieball zwischen Ihren Armen und legen es einfach dort ab. So, in völliger Entspannung stehend, spüren Sie das Kommen und Gehen Ihrer Atemzüge und verweilen in Konzentration.
- Bleiben Sie so lange in dieser Haltung, wie es Ihnen ohne Überanstrengung möglich ist,

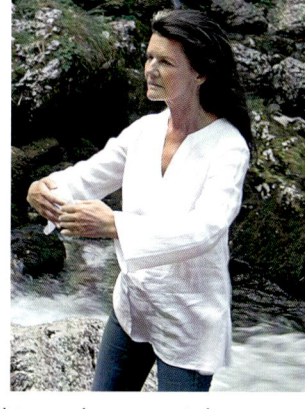

und lassen Sie dann die Arme ruhig nach unten sinken. Diese Übung stärkt das Immunsystem und sollte zum täglichen Ritual gehören, auch nach dem Fasten.

Abends

Reflektieren Sie nach Ihrer Abendmahlzeit Ihren zweiten Fastentag, schreiben Sie Ihre Erkenntnisse und Erfahrungen in Ihr Tagebuch. Legen Sie eine Entspannungs-CD mit sanfter Musik dazu auf.

Der dritte Fastentag

Viele werden sich heute bereits körperlich leichter fühlen und auch wacher, obwohl sie weniger schlafen, und wohltuend spüren, dass sich ihr Allgemeinbefinden immer mehr stabilisiert. Es kann aber auch **Das Allgemeinbefinden stabilisiert sich** durchaus sein, dass sich am dritten Tag noch einmal der „innere Schweinehund" meldet und mit allen Mitteln wie Kreislaufproblemen, Hungergefühlen, Übelkeit und Kopfschmerzen versucht, das Fasten zu boykottieren. Dieser vorübergehenden Fastenkrise ist am leichtesten mit den bewährten Methoden wie besonders viel trinken, Einlauf und viel Ruhe und Wärme beizukommen. Wenn die Giftstoffe erst einmal ausgeschieden sind, fühlt man sich schlagartig besser.

Geben Sie auf keinen Fall auf! Bleiben Sie auf jeden Fall bei Ihrer Entscheidung zu fasten, brechen Sie jetzt auf gar keinen Fall ab, denn das würde eine sogenannte Rückvergiftung auslösen, bei der all das gerade im Blut gelöste Gift und die Schlacken, die ja die Krise verursachen, mit dem ersten Essen zurück ins Gewebe strömen und die Situation nur noch verschlechtern würden. Seien Sie zuversichtlich, morgen sieht alles schon ganz anders aus!

Auch Stimmungsschwankungen können jetzt auftreten, denn entsprechend der körperlichen kommt es jetzt auch zur seelischen Entgiftungsphase. Probieren Sie aus, durch welche Art der Bewegung Sie belastende Emotionen lösen können, das kann Rad fahren, Schwimmen, Tanzen oder auch Gartenarbeit sein.

Vergessen Sie dabei aber nicht, dass im harmonischen Wechsel mit Bewegung immer auch regenerierende Ruhephasen wichtig sind. Diese Abwechslung braucht Ihr Körper, um seine inneren Prozesse gut durchführen zu können. Legen Sie sich also mindestens dreimal täglich hin, egal, ob in der Natur oder im Bett, hängen Sie Ihren Gedanken nach, schlafen Sie oder helfen Sie Ihrer Leber mit einem warmen Wickel beim Entgiften (siehe S. 44). Heute, wie auch am fünften Fastentag, steht wieder ein Einlauf (siehe S. 36) auf dem Programm, damit sich auch das letzte Hungergefühl verabschiedet.

→ **TIPP:** Stille-Ritual

> *„Und ich erkannte, dass sie die Stille nötig hatten.*
> *Denn nur in der Stille kann die Wahrheit eines jeden*
> *Früchte ansetzen und Wurzeln schlagen."*
> ANTOINE DE SAINT-EXUPÉRY

Schaffen Sie sich immer wieder ganz bewusst kleine Freiräume, in denen Sie Kraft schöpfen und sich sammeln können: bei schönem Wetter z. B. an einem abgeschiedenen Platz in der Natur, auf einer Wiese, an einem Bach. Breiten Sie eine Decke aus und lassen Sie das Nichtstun zu. Einfach nur da sein, schnuppern, lauschen …

Sind Sie zu Hause, dann zünden Sie eine Kerze an, schalten Sie das Telefon ab, verwenden Sie Räucherstäbchen oder Duftöl und machen Sie es sich gemütlich.

Nehmen Sie nun die Momente der Stille bewusst wahr, spüren Sie Ihre Atemzüge.

→ TIPP: Entsäuerungsbad

Um den Entsäuerungsprozess zu unterstützen und weil es ein Genuss für Körper und Seele ist, sollten Sie sich Entspannungsbäder mit Mineralsalzen gönnen.

Auch hier eignet sich das Schüßler-Salz Nr. 6 (Kalium sulfuricum). Lösen Sie zehn bis fünfzehn Tabletten im einlaufenden warmen Wasser auf. Während Sie entspannt in der Wanne liegen, atmen Sie immer wieder tief ein. Der feine Wasserdampf ist reich an Salzionen, in gelöster Form nehmen Lunge und Haut die Salze besonders gut auf. Verweilen Sie etwa fünfzehn bis zwanzig Minuten, aber achten Sie auf Ihren Kreislauf. Anschließend noch etwas nachruhen!

Der vierte Fastentag

Während Sie Ihr Fastenprogramm wie in den ersten drei Tagen weiterführen, werden Sie wohltuend feststellen, dass Ihr Allge-
Der Körper meinbefinden immer besser wird, Ihr Körper sich **stellt sich um** auf den Nahrungsverzicht umgestellt hat und Sie sich leichter und beschwingter fühlen.

Vielleicht machen Ihnen jetzt aber auch Launenhaftigkeit, Aggression oder Trauer zu schaffen. Übergehen Sie diese Gefühle nicht, beschäftigen Sie sich mit ihnen. Wenn Sie Gefühle ständig schlucken, förmlich in sich „hineinfressen", dann werden sie wie Fett unverarbeitet abgespeichert. Wenn beim Fasten Ihr Fett verarbeitet wird, tauchen auch häufig alte Gefühle wieder auf.

Wundern Sie sich also nicht über Gefühle, für die es eigentlich „keinen Grund" gibt.

Schreiben Sie sie in Ihr Tagebuch, um einen neuen Blickwinkel zu bekommen, malen Sie, bewegen Sie sich an der frischen Luft oder meditieren Sie, während Sie sich Gedanken darüber machen.

Morgens

Benötigen Sie heute einen kleinen Muntermacher? Dann gönnen Sie sich eine Tasse Lapachotee.

→ **TIPP:** Lapacho – Tee der Götter

In der indianischen Naturmedizin wird die Heilwirkung der Rinde des Lapachobaumes schon seit Jahrhunderten genutzt. Der Lapachotee eignet sich nicht nur als Heiltee und für Entschlackungskuren, seine vielen Mineralien und Spurenelemente machen ihn auch zu einem Aktivtee für jeden Tag. Er schmeckt wie ein angenehm milder Schwarztee, wirkt belebend und schafft ein Gefühl von entspanntem Wohlbehagen.

Für eine große Tasse benötigen Sie 2 TL Lapochorinde und ca. 250 ml Wasser. Bringen Sie das Wasser in einem Topf zum Kochen, fügen Sie die Lapachorinde hinzu und lassen Sie das Ganze fünf Minuten weiterkochen. Nehmen Sie dann den Topf vom Herd und lassen Sie den Tee zugedeckt noch ca. zwanzig Minuten ziehen. Dann die Rinde absieben – und nicht zu heiß trinken.

Mittags

Machen Sie sich einen Leberwickel (siehe S. 44) und legen Sie sich hin. Schließen Sie die Augen, atmen Sie ein paar Mal tief ein **Was möch-** und aus und stellen Sie sich dann einmal die Frage, **ten Sie ver-** was Sie nach dem Fasten in Ihrem Leben verändern **ändern?** möchten: z. B. weniger Alkohol trinken, sich regelmäßig bewegen, mehr Ruhepausen einlegen.

Machen Sie sich nach dem Mittagsschlaf eine Liste, bringen Sie Ihre Gedanken zu Papier und setzen Sie Prioritäten. Hängen Sie diese Liste gut sichtbar an eine Pinnwand und beginnen Sie ab nächster Woche, die Vorsätze nach und nach umzusetzen.

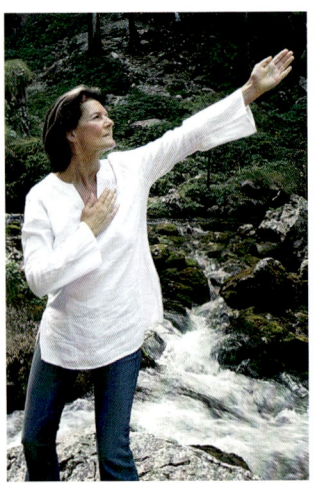

→ TIPP: Herzöffner – stärkt Ihr Selbstbewusstsein

Der Herzöffner weitet die Brust, regt Kreislauf und Atmung an und stimmt positiv.

- Nehmen Sie einen hüftbreiten Stand ein, spannen Sie Beckenboden und Unterbauch an und ziehen Sie den Nabel nach innen zur Wirbelsäule.
- Legen Sie die rechte Hand auf das Brustbein und strecken Sie den linken Arm seit-

lich weit nach oben. Atmen Sie dabei durch die Nase ein und drehen Sie den Kopf nach links.

- Seite wechseln und dabei durch die Nase ausatmen. Das Becken bleibt immer nach vorne gerichtet.
- Wiederholen Sie die Übung mehrmals.

Während der Fastenzeit sollten Sie Ihren Körper ganz besonders liebevoll pflegen. Nicht nur, weil er die Aufmerksamkeit genießt, sondern weil der Organismus anfängt zu entgiften, wobei intensive Körperdüfte und Mundgeruch entstehen können.

- Machen Sie trockene Bürstungen, duschen oder baden Sie, so oft Sie möchten, und tragen Sie danach ein gutes, pflanzliches Hautöl auf.
- Putzen Sie Zähne und Zunge mehrmals täglich und verwenden Sie Mundwasser.
- Verwenden Sie Unterwäsche und Bettwäsche aus Baumwolle und wechseln Sie sie häufiger als sonst.
- Trinken Sie viel heißes Wasser (siehe S. 29), es wird Ihren Nieren beim Entgiften behilflich sein. Grundsätzlich sollte Ihr Urin eine helle Färbung haben. Dunkler Urin deutet darauf hin, dass Sie noch mehr trinken sollten.

➔ **TIPP:** Meersalz-Peeling

Mischen Sie Meersalz und Zitronenöl je nach Bedarf zu gleichen Teilen. Reiben Sie den Körper mit leichten kreisenden Bewegungen ab, bis es kribbelt, dann lauwarm abduschen. Diese Rubbelkur ist eine Wohltat, denn die Mineralsalze vitalisieren Haut und Bindegewebe, das ätherische Zitronenöl erfrischt und macht die Haut geschmeidig.

Abends

Keine Zeit eignet sich besser als die Fastenzeit, um den Kontakt zum eigenen Innenleben herzustellen. Eine wundervolle Möglichkeit, tiefe Entspannung zu erreichen, ist die geführte Meditation, da sie sich gezielt mit den aufkommenden Themen beschäftigt. Nehmen Sie eine entsprechende CD und machen Sie sich auf die „Reise nach innen".

Während der Körper den Verzicht lebt, ist es besonders wich-
Die Seele tig, der Seele wertvolle Nahrung anzubieten – gute
nähren Literatur zu lesen und Filme anzusehen, die die
Seele ansprechen und den Geist zur Auseinandersetzung mit anspruchsvollen Gedanken anregen.

Der fünfte Fastentag

Wie schon am ersten und dritten Fastentag, ist es heute wieder Zeit für einen Einlauf (siehe S. 36), um die Darmreinigung zu unterstützen.

Ansonsten dürfen Sie sich auf ein besonderes Erlebnis freuen – den Einkauf von Obst und Gemüse für die beiden Aufbautage. Gehen Sie in einen guten Bioladen und kaufen Sie reife, saftige

Früchte. Allein das Riechen daran und die Vorfreude auf das Fastenbrechen ist schon Genuss.

Einkaufsliste:
- ein reifer Apfel und Früchte nach Belieben,
- Gemüse der Saison für eine Suppe (Kartoffeln, Karotten, Spargel, …),
- milder Naturjoghurt,
- saure Sahne,
- frische Kräuter (Schnittlauch, Petersilie, Dill, …),
- Bio-Gemüsebrühe ohne Salz,
- Knäckebrot,
- Backpflaumen.

Ist Ihre Küche auch wirklich ein Ort, an dem Sie sich gerne an die liebevolle Zubereitung von Essen machen? Verwandeln Sie diesen Raum in eine Oase des Wohlbefindens, stellen Sie Töpfe mit frischen Kräutern auf oder erneuern Sie Ihre Vorhänge – ganz nach Ihren Möglichkeiten. **Die Küche sollte wie eine Oase sein**

➜ **TIPP:** Ballast abwerfen – auch im Außen
Gehen Sie einmal mit offenen Augen durch Ihre Wohnräume: Gibt es in Ihren Zimmern Ecken mit Krimskrams, alte Zeitschriften, Sammelsurium? Wie viel Kleidung haben Sie im Schrank, die Sie nie mehr tragen werden?

Hier staut sich Energie. Leeren Sie diese Bereiche, um Platz zu schaffen!

Abends

Heute dürfen Sie Ihre Gemüsesuppe etwas dickflüssiger zubereiten! Es wird Zeit, dass Sie sich langsam wieder dem gewohnten Alltag nähern, deshalb ist es wichtig und sinnvoll, sich bewusst von der Fastenzeit zu lösen.

Machen Sie es sich bequem und lassen Sie die zurückliegenden Tage Revue passieren. Was hat sich für Sie verändert, welche Erfahrungen haben Sie dazugewonnen? Lesen Sie noch einmal in Ihrem Tagebuch und tragen Sie den Rückblick ein.

Übrigens: Das Tagebuch könnte zu einer fixen Einrichtung in Ihrem Leben werden!

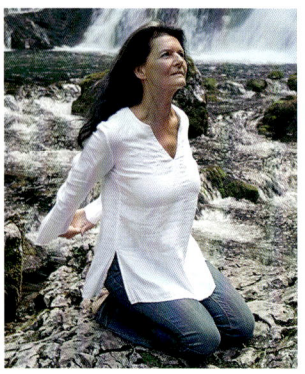

➔ TIPP: Brustöffner

Diese Übung weitet die Brust, vergrößert das Atemvolumen und die Blutzirkulation im Gesicht.

- Gehen Sie in den Fersensitz (wer damit Probleme hat, kann auch normal sitzen oder stehen).
- Falten Sie die Hände hinter dem Rücken, spannen Sie

Bauch und Beckenboden fest an, um die Lendenwirbel-
säule zu stabilisieren.

- Heben Sie die ausgestreckten Arme so weit wie möglich
  nach oben. Die Schultern bleiben unten, der Nabel wird
  nach innen zur Wirbelsäule gezogen (kein Hohlkreuz!).
  Dabei tief ein- und ausatmen. Bleiben Sie in der Haltung,
  solange Sie sich wohlfühlen.
- Machen Sie eine kurze Pause und wiederholen Sie die
  Übung.

Fastenbrechen und Neubeginn

Die Tage des Fastenbrechens dienen dem behutsamen Wieder-
aufbau der Verdauung und des Stoffwechsels, damit sich Ihr Körper Schritt für Schritt an feste Nahrung gewöhnen kann. Nach
einer Fastenwoche umfasst das Fastenbrechen zwei Aufbautage.
Dieses langsame Ausklingen ist für den Fastenerfolg **Bewusstes**
ganz wichtig. Die meisten Fastenden glauben, dass **Essen ist**
sie jetzt das Schwierigste überstanden haben, aber **schwieriger**
bewusstes Essen ist viel schwieriger als bewusstes **als Fasten**
Fasten, weil die Essenszeit ja viel länger und damit auch wichti-
ger ist als die Fastenzeit.
Der erste Bissen, den Sie nach dem Fasten zu sich nehmen, ist
ein Ereignis, freuen Sie sich darauf! Nehmen Sie einen saftigen
Bio-Apfel und riechen Sie daran, bevor sie hineinbeißen oder
ihn in Stücke schneiden. Sie können Ihren Apfel auch dünsten,

wenn Sie lieber etwas Warmes möchten. Und dann genießen
Achten Sie   Sie den köstlichen Geschmack, kauen Sie bewusst,
auf Ihr Sätti-   lassen Sie sich Zeit für das Vergnügen und achten
gungsgefühl   Sie auf Ihr Sättigungsgefühl. Beim Fasten hat sich der
Magen gesundgeschrumpft und wird schneller gesättigt sein.
Dies stellt eine gute Basis dar für diejenigen, die mit Gewichts-
problemen kämpfen, ab jetzt weniger zu essen.

Essen Sie an den beiden Aufbautagen nur leicht verdauliche
Speisen wie Gemüsesuppe oder Pellkartoffeln ohne Salz – in
dem Buch „Vom Essen, Trinken und Leben" finden Sie viele le-
ckere Rezepte und Anregungen dazu. Achten Sie auch weiterhin darauf, genug zu trinken.

Erster Aufbautag

Halten Sie sich auch weiterhin an die Empfehlungen für die Ent-
spannungsübungen, das Bewegungsprogramm, den Mittagsschlaf und die intensive Körperpflege. Der einzige Unterschied
ist, dass Sie wieder feste Nahrung (ohne Salz) in ganz kleinen
Portionen zu sich nehmen und so lange kauen, bis sie flüssig ist.
Über den Tag verteilt trinken Sie, wie zuvor, viel Flüssigkeit.

Morgens

Trinken Sie, wie bisher, zwei bis drei Tassen warmes Wasser oder
Kräutertee. Wenn Sie möchten, können Sie den Tee mit 1 TL Honig süßen, anschließend dürfen Sie Ihren Apfel genießen.

Mittags

Kochen Sie sich eine Gemüse-Kartoffel-Suppe mit frischen Kräutern: Je ca. 30 g Karotte, Lauch und Knollensellerie und eine kleine Kartoffel schälen und in kleine Stücke schneiden. In 250 ml Wasser zugedeckt bissfest kochen, dann einen halben Bio-Gemüsesuppenwürfel dazutun. Evtl. noch Wasser hinzufügen und mit frischen Kräutern abschmecken.

Abends

Kochen Sie aus dem restlichen Gemüse eine Suppe und essen Sie einen Teller und eine Scheibe Knäckebrot.

Weichen Sie zwei Backpflaumen in etwas Wasser ein für den nächsten Tag.

Zweiter Aufbautag

Bleiben Sie weiterhin bei leichten Speisen in kleinen Portionen. Wenn die Verdauung noch nicht in Gang gekommen ist, essen Sie die Pflaumen zum Frühstück und einen milden Joghurt. Machen Sie ansonsten einen kleinen Einlauf (siehe S. 36) mit kühlem Wasser. Dieser Reiz genügt in der Regel, um den normalen Verdauungsvorgang wieder zu aktivieren.

Unterstützen Sie Ihre Verdauung

Dünsten Sie mittags verschiedene Gemüse und bereiten Sie sich abends drei kleine Pellkartoffeln mit Kräuterdip ohne Salz zu.

Trinken Sie weiterhin ausreichend und nutzen Sie den heutigen Tag ganz für sich, bevor Sie mit neuem Schwung in den Alltag zurückkehren.

Die Zeit nach dem Fasten

Für die Zeit des Nachfastens sollten Sie mindestens eine, besser noch zwei Wochen einplanen, sich bewusst mit dem Thema Ernährung beschäftigen und auf das Bedürfnis Ihres Körpers nach Ruhe Rücksicht nehmen.

Nutzen Sie den Nahrungsverzicht als Anregung zu bewusster **Führen Sie** und damit gesunder Lebensführung nach dem Fas-**ein bewusstes** ten. Nehmen Sie sich Zeit für die liebevolle Zube-**und gesun-** reitung Ihrer Mahlzeiten, decken Sie den Tisch und **des Leben** setzen Sie sich in Ruhe hin. Sammeln Sie Ihre Gedanken und richten Sie sie auf das Essen. Lassen Sie schlechter Stimmung und Problemen keinen Raum.

Früher war es üblich, vor dem Essen zu beten und die Speisen zu segnen, dieses bewusste Innehalten wäre eine schöne Möglichkeit.

Sie können aber auch einfach für einen Moment die Augen schließen und dann Ihr Essen mit Freude genießen.

Denken Sie daran, dass Sie sich ausgewogen ernähren und Körper, Geist und Seele gleichermaßen berücksichtigen sollten. Vielleicht sollten Sie einem Bereich in Zukunft mehr Nahrung zuteil werden lassen?

Kaufen Sie Ihre Lebensmittel aus biologischem Anbau, essen Sie möglichst viel frisches Obst und Gemüse und ballaststoffreiche Kost wie Vollkornprodukte und Hülsenfrüchte. Reduzieren Sie Zucker und Süßigkeiten und verwenden Sie naturbelassene Öle und Butter.

Wenn Sie weiterhin täglich mindestens zwei bis drei Liter Wasser oder Tee trinken, sich an der frischen Luft bewegen und Ihre Seele nähren mit den kleinen Dingen des Lebens, sind Sie auf dem besten Weg zu einer gesunden Lebensführung.

Es freut mich, wenn Sie die genannten Empfehlungen beherzigen, aber bleiben Sie ganz entspannt – Sie müssen nicht rund um die Uhr fehlerfrei sein, wichtig ist, dass Sie sich wohlfühlen dabei! In diesem Sinne, alles Gute!

> *Jeder kann zaubern,*
> *jeder kann seine Ziele erreichen,*
> *wenn er denken kann,*
> *wenn er warten kann,*
> *wenn er fasten kann.*
> HERMANN HESSE (SIDDHARTA)

Literaturempfehlungen

Dahlke, Ruediger / Neumayr, Dorothea: *Vom Essen, Trinken und Leben*, Stuttgart 2007

Dahlke, Ruediger / Neumayr, Dorothea: *Richtig essen*, München 2006

Dahlke, Ruediger: *Fasten Sie sich gesund*, München 2004

Dahlke, Ruediger: *Das große Buch der ganzheitlichen Therapien*, München 2007

Dahlke, Ruediger: *Mandalas der Welt*, München 2006

Lohmann, Maria: *Natürlich abnehmen mit Schüßler-Salzen*, München 2006

Klein, Nicolaus: *Meditation*, München 2005

Entspannung und Meditation

Ich empfehle die CDs mit geführten Meditationen von Ruediger Dahlke, siehe auch unter www.dahlke.at.
Zur Entspannung besonders gut geeignet sind auch die CD *Music for meditation* von Lex van Someren und *Buddhist chants & peace music* sowie die CDs von Claudia Fried und Bruce Werber, siehe unter www.rhythmusverlag.de.

Bezugsquellen

In der Apotheke erhalten Sie:
Einlaufgeräte, ätherische Öle (Pfefferminz, Basilikum, Rosmarin, Zitrone), Schüßler-Salze, gemmotherapeutische Produkte (Spagyros), Globuli, Bachblüten (Rescue-Remedy-Notfalltropfen und -spray).

Sesamöl erhalten Sie im Reformhaus, Basenbäder im Reformhaus oder in der Apotheke; Meersalz ist in Bioläden und auch in Supermärkten erhältlich; Kräuter und Tees bekommen Sie in Apotheken, Bioläden und im Reformhaus.

Wünschen Sie mehr Informationen über Fastengruppen und -begleitung, können Sie sich unter folgenden Internetadressen informieren:
www.dorothea-neumayr.com und www.dahlke.at.

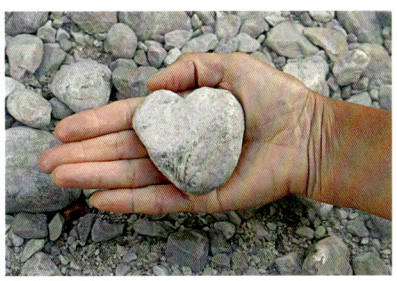

Die Autorin

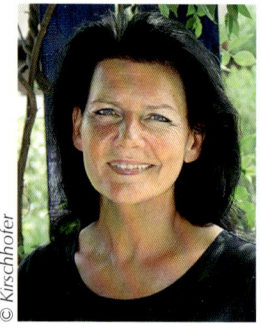

Dorothea Neumayr wurde bei Dr. med. Ruediger Dahlke in ganzheitlicher Psychosomatik und Archetypischer Medizin ausgebildet. Sie arbeitet als Wasser- und Atemtherapeutin, ist Fastenberaterin, Qi-Gong- und Meditationslehrerin. Sie gibt Seminare und Workshops, die auf Gesundheitsvorsorge, Stressbewältigung und Ernährung ausgerichtet sind, sowie Kochkurse. Darüber hinaus macht sie Fastenbegleitung und hat zusammen mit Dr. med. Ruediger Dahlke bereits zwei Bücher veröffentlicht: „Vom Essen, Trinken und Leben" (2007) und „Richtig Essen" (2006). www.dorothea-neumayr.com

Kompetente *Ratgeber*
Praktische *Hilfe*

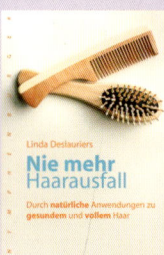

Linda Deslauriers
Nie mehr Haarausfall
Durch **natürliche** Anwendungen zu **gesundem** und **vollem** Haar

ISBN 978-3-485-01123-5
64 Seiten, farb. Abb

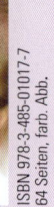

Jürgen A. Do...
EFT — Emotional Freedom Techniques
Die verblüffend einfache Methode zur Lösung von Blockaden und Beschwerden aller Art

ISBN 978-3-485-01017-7
64 Seiten, farb. Abb.

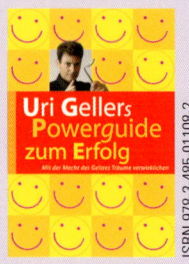

Uri Gellers Powerguide zum Erfolg
Mit der Macht des Geistes Träume verwirklichen

ISBN 978-3-485-01108-2
64 Seiten, farb. Abb

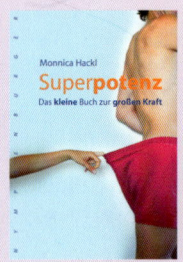

Monnica Hackl
Superpotenz
Das **kleine** Buch zur **großen** Kraft

ISBN 978-3-485-01110-5
64 Seiten, farb. Abb

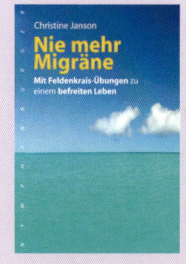

Christine Janson
Nie mehr Migräne
Mit Feldenkrais-Übungen zu einem **befreiten** Leben

ISBN 978-3-485-01140-2
64 Seiten, farb. Abb

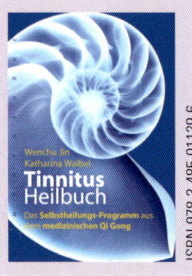

Wenchu Jin
Katharina Weibel
Tinnitus Heilbuch
Das Selbstheilungs-Programm aus dem medizinischen Qi Gong

ISBN 978-3-485-01139-6
64 Seiten, farb. Abb

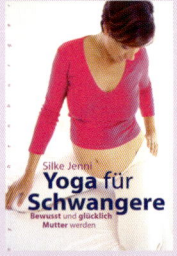

Silke Jenni
Yoga für Schwangere
Bewusst und **glücklich** **Mutter** werden

ISBN 978-3-485-01032-0
64 Seiten, farb. Abb

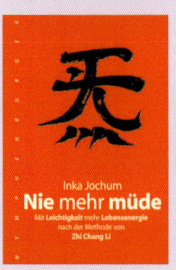

Inka Jochum
Nie mehr müde
Mit **Leichtigkeit** mehr **Lebensenergie** nach der Methode von **Zhi Chang Li**

ISBN 978-3-485-00896-9
64 Seiten, farb. Abb

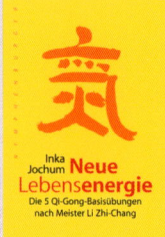

Inka Jochum
Neue Lebensenergie
Die 5 Qi-Gong-Basisübungen nach Meister Li Zhi-Chang

ISBN 978-3-485-01048-1
64 Seiten, farb. Abb

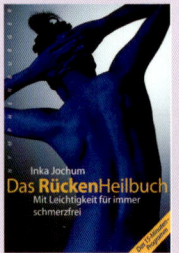

Inka Jochum
Das RückenHeilbuch
Mit Leichtigkeit für immer schmerzfrei

ISBN 978-3-485-00857-0
64 Seiten, farb. Abb

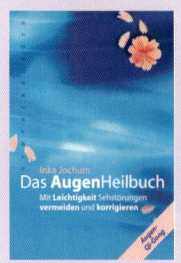

Inka Jochum
Das AugenHeilbuch
Mit **Leichtigkeit** Sehstörungen **vermeiden** und **korrigieren**

ISBN 978-3-485-00925-6
64 Seiten, farb. Abb.